INSTRUCTION

Pratique et Populaire

SUR LE

CHOLÉRA-MORBUS

ÉPIDÉMIQUE,

SON TRAITEMENT ET SES MOYENS PRÉSERVATIFS,

Par P.-J. Gazagnaire,

Docteur en Médecine de la Faculté de Paris.

Le meilleur antidote du Choléra réside dans le courage, le sang-froid et la saine philosophie.

MAGNE.

PRIX : **1** fr. **25** c.

GRASSE,

Imprimerie de Dufort aîné.

1835.

INSTRUCTION

PRATIQUE ET POPULAIRE

SUR LE

CHOLÉRA-MORBUS

ÉPIDÉMIQUE,

SON TRAITEMENT ET SES MOYENS PRÉSERVATIFS,

Par P.-J. Gazagnaire,

Docteur en Médecine de la Faculté de Paris.

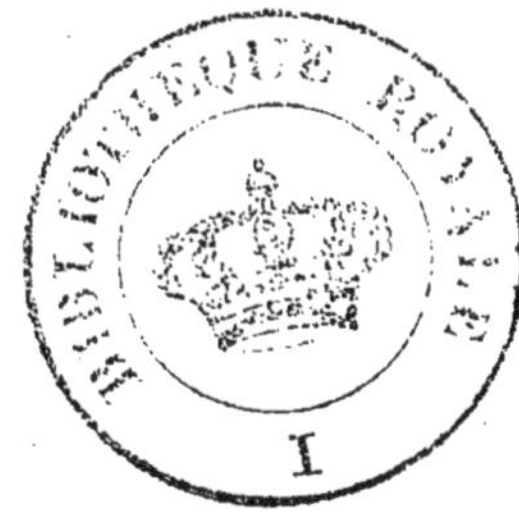

Le meilleur antidote du Choléra réside dans le courage, le sang-froid et la saine philosophie.

MAGNE.

GRASSE,

Imprimerie de Dufort aîné.

—◦—

1835.

A Monsieur

Jh. FLORET,

Préfet du Département du Var.

Hommage et reconnaissance.

P.-J. GAZAGNAIRE.

Lorsque le Choléra-Morbus fit explosion dans Paris, je reçus de l'Autorité la mission de porter les secours de l'art, aux malheureux habitants d'un quartier où le fléau exerçait le plus ses ravages ; là je me trouvai dans des circonstances très-favorables pour étudier la maladie, sur les lieux mêmes, et apprécier les diverses causes sous l'influence desquelles elle se développait. Je pus vérifier qu'il existait un certain rapport entre ces mêmes causes et leurs effets, et reconnaître que l'idée de se soustraire à leur influence, était assez féconde en bons résultats. Je pus étudier aussi les divers traitements, les comparer et établir quelques idées générales qui contribuèrent fortement à me faire adopter un plan de conduite dont j'eus à me louer, et que je suivrai toujours, si je me trouvais encore dans la même circonstance. Je ne pensais pas revenir à une pareille question et me trouver jamais en face d'un ennemi aussi terrible. Je fais des vœux pour que nos pays soient dans la catégorie de ceux qui ont très-peu souffert ou qui ont en le singulier privilège d'en être exempts ; je le désire de

tout mon cœur ; mais maintenant que par
sa présence il vient affliger Marseille, et
acquérir même ces jours derniers un dégré
de force auquel on était loin de s'attendre, je
croirais désobéir à ma conscience, trahir ma
mission de Médecin, et manquer à mon devoir,
si je ne m'empressais de répandre dans nos
pays, les notions simples et utiles que j'ai
puisées sur un grand théâtre, les moyens
préservatifs et le traitement le plus convena-
ble d'une maladie aussi terrible. C'est pourquoi laissant de côté les controverses et les dis-
cussions scientifiques, je ne chercherai dans
cet Écrit qu'à familiariser les masses avec
nos idées, et les habituer comme nous à ce
genre de traitement. Heureux ! si nous pou-
vions contribuer à diminuer par là les chan-
ces de mortalité.

INSTRUCTION

PRATIQUE

Sur le Choléra-Morbus épidémique, son traitement et ses moyens préservatifs.

Le Choléra-Morbus qui s'est déclaré à Paris, en 1832, qui nous a laissé un si terrible souvenir et qui règne aujourd'hui à Marseille, nous a présenté le tableau qui nous avait été tracé par les Médecins qui l'avaient déjà étudié dans tous les pays où il avait exercé les plus grands ravages. En dépit du climat, des saisons, des traitements et de la civilisation, il a presque toujours été le même; ses phases, ses formes, sa physionomie n'ont suivi que des variations très-peu sensibles. Ses résultats pourtant n'ont pas toujours été les mêmes; dans les Indes, par exemple, il a exercé de plus grands ravages que dans certains autres pays, et cela parce que la forme algide * seule y règne et est rarement précédée de symptômes précurseurs. A Paris, il n'en était pas de même; le tiers de la population au moins en subit l'influence; les personnes en santé, les malades comme les convalescents, en éprouvè-rent quelques symptômes qui furent autant d'ins-

* Froide.

pirations bienfaisantes de la nature, pour le malade et pour le médecin, qui trouvèrent alors des moyens assez puissants pour arrêter la marche du mal, dont la terminaison aurait presque toujours été funeste, et les résultats beaucoup plus effrayants. Ces symptômes dont le groupe ou l'ensemble a reçu le nom de Cholérine qui n'est que le début du Choléra, ou plutôt une forme, doit éveiller vivement notre attention, et nous faire prendre nos mesures, parce que nous avons alors des armes à lui opposer.

Cholerine. Vous la reconnaîtrez à un défaut d'appetit, à un dégoût plus ou moins prononcé pour les aliments, à la bouche fade, pâle, sèche et pâteuse, à des borborigmes suivis d'un sentiment général de faiblesse; les jambes en effet ne peuvent plus soutenir le tronc et se livrer à aucun mouvement. La tête est pesante, embarrassée, et à la tristesse peinte sur toute la physionomie, succèdent des nausées, des maux de cœur, des envies de vomir, des hoquets, des rapports aigres, des vomissements et de la diarrhée. Ajoutez à cela un découragement inexprimable. Tous ces symptômes ne sont pas toujours réunis, il peut en manquer quelques-uns; mais le plus souvent ils se manifestent et se suivent ainsi que je viens de l'annoncer; ils subiront bientôt une métamorphose plus terrible, si vous ne les faites pas avorter à leur début, ou si les moyens que vous employez ne sont pas assez efficaces, ou s'ils ne sont pas administrés par une main suffisamment habile.

Choléra-Bleu. Quand la maladie ne se termine pas heureusement, ce 'qui doit être attribué à la tendance naturelle des symptômes à prendre une forme plus grave ou encore à l'insuffisance de nos moyens médicamenteux, il arrive que ce dérangement fonctionnel persiste plus ou moins long-tems, et se termine par une crise heureuse, ou bien il prend un caractère plus grave, et alors la diarrhée et les vomissements se répètent un grand nombre de fois dans un très-court espace de temps; les matières rendues sont aqueuses, insipides, avec une odeur intestinale, quelque-fois comme crêmeuses et le plus souvent semblables à une décoction de riz avec un sédiment pultacé; des matières floconneuses sont souvent suspendues dans la partie la plus séreuse, elles sont acides et plus rarement bilieuses; les douleurs, les crampes succèdent à ces diarrhées; le malade devient impatient et laisse couler dans son lit le produit de cette grande sécrétion. C'est alors que surviennent les crampes aux cuisses, aux mollets, aux muscles abdominaux, et bientôt dans toutes les parties du corps; le froid, une sueur visqueuse se répandent sur tous les membres, la respiration devient penible, le pouls est filiforme, disparaît après quelques heures, et n'est plus apparent alors qu'à l'origine des grosses artères; les ongles, les mains et toutes les extrêmités de-

viennent bleues, la peau est sans vie , inerte comme
celle d'un cadavre ; cette couleur gagne bientôt
toute la périphérie du corps ; les paupières , les
lèvres deviennent livides , l'œil s'enfonce, la cornée
devient opaque, l'haleine est froide, la langue
est glacée , les crampes, les douleurs redoublent,
la voix est sombre et voilée , et le malade succombe en véritable hidrophobe. * Si ces douleurs
et ces angoisses viennent à cesser, le malade
reste dans un calme apparent, mais avec le sentiment de sa fin prochaine. Si on ouvre alors la
veine , le sang ne coule pas ; il est stagnant dans
les vaisseaux. Cette forme de Choléra qui est la
plus terrible , se termine souvent d'une manière
spontanée, sur-tout quand elle frappe des sujets
en bûte aux affections physiques et morales, telles
que les privations , la misère , les excès , la peine
et l'affliction.

Choléra-Adynamique. A côté du Choléra-Bleu,
du Choléra-Spasmodique , il s'en déclare une
autre forme moins terrible , moins effrayante , et
qui ne se termine pas moins par la mort. Elle
est caractérisée par un sentiment général de faiblesse. Les personnes qui en sont attaquées n'ont
d'abord qu'une légère indisposition , suivie de la
diarrhée et de légers vomissements ; l'esprit cependant sans être gai, est tranquille, et ces malades
se persuadent qu'ils ne sont que très-faiblement
indisposés ; les jours suivants la [faiblesse aug-

______
* Enragé.

mente, l'inapétence devient plus forte, l'amaigrisse-
ment fait des progrès, et entraîne avec lui une
prostration générale des forces; les joues sont
paralisées, produisent le souffle appelé la pipe,
et qui est attribué à une compression du cerveau. La médecine est impuissante alors, et les
pauvres malades marchent vers la mort d'une
manière irrésistible; cet état qui semble différer
essentiellement du précédent, n'en est qu'une
forme, et ne peut pas être considéré comme
une affection distincte.

Une *autre nuance du Choléra*, et que je dois
mentionner pour le traitement, et qui est moins
funeste que celle que je viens de signaler, se
distingue par des douleurs poignantes à l'estomac,
qui résistent à tout et qui donnent un air d'an-
goisse et de souffrance, au pauvre malade qui
meurt d'épuisement et de douleur, malgré que
l'on ait employé tous les remèdes possibles; d'autres fois les symptômes se déclarent au même
instant, et le malade tombe comme frappé par
la foudre. J'en ai vu d'autres qui étaient dans
un état d'orgasme et d'irritabilité tel qu'on aurait
cru quils avaient été empoisonnés par le mercure
ou l'arsenic; ce sont autant de variétés de la maladie, et il en existe encore qui méritent d'être
mentionnées pour le traitement; le Choléra intermittent, par exemple, ne peut être guéri que
par les fébrifuges ou antipériodiques.

Toutes ces formes ont des prodromes qui

penvent durer un certain nombre de jours, et
laisser au Médecin le tems de les arrêter à leur
début, et par conséquent d'enrayer la marche
de la maladie. Si cet arrêt n'a pas lieu, on voit
survenir des réactions, des transformations plus
ou moins heureures que le Médecin doit prendre
vivement en considération, et parfaitement saisir
s'il veut opérer une terminaison favorable.

Quand la Cholérine et le Choléra-Bleu et les
autres formes, doivent se terminer d'une manière
heureuse, ce qui arrive ordinairement dans 6,
12, 24, 48 heures au plus, il se développe
une grande chaleur qui ramène avec elle toutes
les fonctions qui avaient disparu durant le froid;
la circulation qui n'était plus apparente que dans
les grosses artères, et qui était disparue même,
revient insensiblement; la respiration très-gênée
alors, devient plus libre; les urines et les autres
secrétions totalement suspendues durant la crise
reprennent leur rythme habituel, et opèrent dans
tout l'organisme une transformation extrêmement
heureuse, si une récidive toutefois ne lui succède
pas, comme nous l'avons souvent observé. Ce
n'est plus un cadavre alors que l'on a à traiter.
la réaparition des urines, les borborygmes que
l'on entend alors, l'odeur fétide des vents, sont
d'un fort bon augure, les selles naguères muqueuses
et pultacées, reprennent leur couleur ordinaire,
la bile y reparaît avec son odeur caractéristique,
les crampes ont cessé, et à un sommeil bienfai-

fant et réparateur succède la convalescence. Souvent cette terminaison plus lente, incomplète même,
donne un moment d'espérance qui s'évanouit bientôt
en voyant revenir la période algide avec son
appareil effrayant de symptômes. Cette réaction
sera heureuse lorsque le sang tiré de la veine ne
sera plus noir, qu'il sera surmonté d'un serum
limpide, et que la sueur répandue sur tout le
corps sera comme visqueuse ; tant que ces trois
conditions ne seront pas remplies, regardez le
malade comme dans un très-grand danger.

Pendant les quinze premiers jours de l'épidémie, ceux qui ne guérissaient pas succombaient
presque tous dans la période algide; il n'en fut
pas tout-à-fait de même après ce temps; il se fai-
sait une congestion apparente du cerveau, la
circulation reprenait son cours, la face se colo-
rait, les yeux devenaient brillants, l'haleine fétide,
la transpiration était caractéristique et dans un
délire furieux, les malades cherchaient à s'élan-
cer de leur lit, et sauter par les fenêtres comme
cela est arrivé à l'Hôtel-Dieu. Cet état qui fut
appelé *Tiphoïde*, inspira d'abord de vives craintes
à tous les Médecins, car le tiphus est plus terrible pour nous, comme nous en avons eu la triste
expérience en 1814 à Paris, et sur-tout dans la
trop fameuse campagne de Russie, où presque
tous les hommes de l'art en furent les victimes.
Mais les remarques subséquentes ont donné la
preuve que ce que l'on avait pris pour le tiphus

était un groupe symptomatique, un état propre au Choléra. Dans cette réaction comme je l'ai observé plusieurs fois, le sang est presque toujours noir, la circulation ne s'établit qu'imparfaitement, et c'est l'état le plus fâcheux que l'on puisse signaler, puisqu'il se termine rarement d'une manière favorable.

Quelquefois aussi dans cette réaction, toutes les fonctions tombent dans un état d'anéantissement; la faiblesse de tout l'organisme est un caractère dominant, et est telle que nous l'avons vue dans une des formes de l'épidémie, et plus rarement il y a persistence des douleurs aiguës et cardiaques. Dans toutes ces transformations] de la période algide, les vomissements ont presque toujours cessé après la disparition du froid; dans quelques cas fort rares, ils peuvent persister; mais alors il existe une soif intense qui ne peut être calmée que par des boissons tièdes où à la glace, et qui sont souvent réjetés au même instant. Ces trois formes que je viens de signaler, peuvent se terminer encore par un tremblement musculaire étonnant; tout l'organisme est dans un érétisme et une contraction générale. De toutes ces transformations, ces deux dernières et la première sont les plus heureuses, et presque toujours les efforts du Médecin ont été couronnés des plus grands succès, tandis que les autres ont eu les suites les plus funestes.

Altérations organiques. J'ai donné en peu de mots

une idée des symptômes de l'épidémie qui règne depuis 15 ans dans l'Europe ; j'ai fait connaître les formes, les nuances les plus généralement observées par tous les Médecins de la capitale, et représenté les transformations les plus connues et qui ont le plus frappé notre attention. Voyons maintenant dans les organes et dans les divers systêmes, s'il existe d'une manière constante quelque dérangement matériel qui rende parfaitement raison de tout ce groupe effrayant de symptômes, de toutes ses nuances et de toutes ses terminaisons. Examinons d'abord le systême sanguin qui est le premier altéré, quoique cela n'arrive que long-temps après l'invasion du mal, que long-temps après que le corps a été sous l'influence de la cause morbifique. Nous voyons que les artères sont remplies d'un sang noir, et de concrétions albumineuses, notamment dans les gros troncs et dans ceux qui partent du cœur, ce qui ne s'observe jamais dans tous les autres genres de mort ; ce sang est par-tout privé de sa sérosité, et cela doit être ainsi après une émission aussi abondante de liquide, par presque toutes les ouvertures naturelles. Sa coagulation ressemble plutôt à la prise en masse de l'albumine végétale. Ce sang est d'un rouge noir très-foncé ; étendu d'eau, cette couleur devient plus apparante ; il est visqueux et s'attache aux doigts, et séloigne d'autant plus de l'état normal, que la maladie est elle-même plus avancée ; ce qui porte à croire que cette altération est plutôt effet que cause, et semble être le résultat de l'ébranlement profond que subit l'économie entière.

Ce liquide est altéré en ce qu'il existe une diminution remarquable dans la quantité des atomes d'albumine et de fibrine, et une augmentation de son principe colorant qui est un chez l'homme en santé, et cinq chez un cholérique. Sa nature alcaline et acide n'a pas pu être démontrée par les Chymistes français, et les traitements basés sur ces idées ont été abandonnés par leurs auteurs même, ainsi que l'idée des injections dans le système veineux, dans le but de remplacer la portion séreuse du sang.

Ce phénomène de la suspension du cours du sang produit des effets qu'on peut réaliser par l'expérience, et s'accompagne de circonstances aussi rigoureuses et aussi nécessaires que la stagnation du sang veineux dans les divers tissus. Le cœur en effet ne se contractant plus avec la même force, et ne produisant plus ce bruit déterminé par sa percussion derrière le sternum, ne peut plus pousser le sang jusqu'aux extrêmités artérielles. Ce liquide devenu sirupeux ne peut plus circuler et reste stagnant dans les vaisseaux et le système capillaire; de là l'explication de la coloration en bleu de toute la surface du corps, phénomène que vous produirez sur vous-mêmes, toutes les fois que vous chercherez à suspendre le cours du sang par un moyen quelconque; de là l'explication de la petitesse du pouls, du froid général, de l'absence des urines; les reins en effet ne recevant plus de sang en abondance comme dans l'état normal, et ne se nourrissant plus, ne peuvent plus en secréter et en renvoyer dans la vessie. De là peut-être encore l'explication de l'irrégularité dans la contractilité musculaire, de l'altération de la vue et de la raucité de la voix. Tous les Cholériques en effet ont une voix sombre et voilée, et la vue est singulièrement diminuée, phénomène que j'attribue à l'opacité de la cornée et à la diminution de l'humeur aqueuse de la chambre antérieure de l'œil. Cette suspension de la circulation peut en quelque sorte rendre raison des phénomènes que je viens de signaler; mais ce qui étonne, ce qui sort de la physiologie expérimentale et qui est un mystère pour nous, c'est l'existence de l'ouïe, de l'odorat, du tact, de la sensibilité, et de l'intelligence. Pourquoi ces fonctions ne sont-elles pas altérées? pourquoi la vie existe-t-elle encore dans des tissus qui ne reçoivent pas du sang? ces faits sont des plus étranges et seraient difficiles à croire, si on ne les avait pas vus. Voilà encore une question qui accuse d'insuffisance les théories que nous avons sur les grands phénomènes de la vie. Par cette décomposition du sang, on ne peut pas non plus expliquer cette secrétion abondante de toute la surface gastrointestinale qui est primitive dans

la grande majorité des cas ; car la diarrhée et les
vomissements se manifestent au début de la maladie, et privent tous les vaisseaux et tous les
tissus de leur partie la plus liquide ; la portion
fibrineuse, la portion solide ne circule plus et
détermine tous les désordres connus ; il paraîtrait
donc que le point de départ du mal doit être
dans les intestins, que c'est là qu'existe la cause,
et que c'est sur ce point que doivent être dirigés
les agents modificateurs. Cependant malgré que
nous trouvions quelquefois certaines lésions sur
la surface muqueuse intestinale, on ne doit pas
raisonnablement leur accorder toute sa confiance,
vu que ces désordres n'ont pas un caractère cons-
tant, un point fixe, une nature bien arrêtée, et
qu'ils sont d'autant plus marqués, que la maladie
est elle-même plus avancée. Les personnes qui
succombent au début de la maladie, ne présentent
aucune rougeur, aucune inflammation de ce canal.
Ce seul fait prouve bien que cela est un effet
et non une cause ; ouvrons en effet les intestins
d'un Cholérique, nous verrons que toute la mem-
brane muqueuse est blanchâtre, villeuse, comme
pultacée et souvent injectée de sang. Cette in-
jection existe le plus ordinairement dans le duo-
denum * ; on peut la faire disparaître par des
pressions réitérées sur tout le long des intestins
de haut en bas, et par des injections avec de

* Intestin qui fait suite à l'estomac.

l'eau, par les artères mésentériques, comme nous l'a démontré **M. Magendie**; l'intestin alors devient aussi blanc, aussi net que s'il n'avait jamais été rempli de sang. L'inflammation au contraire existe après la mort et n'est jamais suivie de résultats semblables. Quelquefois cependant et sur-tout quand les malades succombent à la réaction typhoïde, on remarquait un développement des follicules de Brunner et Peyer, Je l'ai observé 2 ou 3 fois et notamment sur un jeune homme de 25 ans, qui succomba à la place St.-Michel, après 48 heures, et dont la nécropsie fut faite par le docteur Pinel-Grandchamp, Martin et moi. L'état rudimentaire de cette éruption me prouva qu'elle ne s'était développée que vers la dernière période de la maladie, et que c'était un effet et non une cause. La surface des intestins est quelquefois ramollie, et renferme presque toujours une matière blanchâtre, albuminosocrémeuse, et de même nature que celle qui est rendue par les vomissements et la diarrhée. Toutes les ouvertures des cadavres morts au début de la maladie, n'ont presque jamais été suivies de lésions. Si on examine ensuite le produit de cette grande secrétion intestinale, et si on la soumet à l'analyse, on lui trouve une très-grande analogie avec la portion séreuse du sang, et en diffère cependant par son caractère remarquable d'alcalinité. Le mouvement de ce liquide de la circonférence vers le centre, cette concentration intérieure des forces qui a détruit tout-à-fait l'équilibre dans tout l'organisme, expliquent la diminution des phénomènes de l'absorption, et par suite le peu d'efficacité des lavements abondamment chargés de principes médicamenteux, et qui auraient produit des phénomènes d'empoisonnement dans l'état de santé. Cette absorption cependant n'a pas disparu d'une manière absolue, comme l'a démontré M. Magendie, en donnant des lavements éthérés et camphrés. La présence de ces substances était attestée par leur odeur dans les gaz expirés, et l'était d'autant moins que la circulation et la respiration étaient plus embarassées. La digestion est tout-à-fait suspendue, comme on a pu le voir, par l'inaltération complète des aliments que les malades avaient pris quelque temps avant l'invasion du Choléra. Le système chilifère essentiellement lié au canal intestinal, est comme dans l'état sain, et n'a rien qui atteste la présence du chile. Cela ne doit pas moins étonner, vu que la digestion et l'absorption sont tout-à-fait suspendues; les ganglions laissent échapper un peu de sérosité à la pression, et le canal thoracique a toujours été trouvé vide. Ces faits ont porté M. Bally à mettre le siège du Choléra dans le système chilifère et absorbant. Le foie est gorgé de sang, la vésicule biliaire est distendue par la bile, les reins sont parfaitement sains, la vessie est toujours vide, contractée sur elle-même; la rate est très-petite et très-ramassée, ce qui est dû à la faible impulsion du cœur ; dans d'autres circonstances elle était plus tuméfiée, et c'était dans ces cas où les malades succombaient à une des réactions ci-dessus mentionnées.

En réfléchissant un instant sur l'invasion de la maladie et sur ses premiers symptômes, il n'y a pas de doute qu'elle commence par un grand désordre dans les fonctions digestives , qui entraîne avec lui et d'une manière irrésistible, la suspension de la circulation , la gêne de la respiration, et tous les phénomènes que nous avons vus en être la conséquence naturelle. D'après ces faits, on serait porté à considérer cet organe comme le point de départ, comme le siège réel du Choléra-Morbus ; cependant les nécropsies n'ont jamais rien présenté de satisfaisant ; les altérations n'ont été apparentes que lorsque la maladie a été très-longue , et n'ont jamais été dans un parfait rapport avec les symptômes ; les matières muqueuses et pultacées ne sont qu'un effet , et l'engorgement veineux de l'intestin ne peut pas faire admettre un foyer d'irritation qui puisse être considéré seul comme la maladie, sur-tout si l'on fait attention que dans quelques cas la suspension de la circulation est le premier phènomène qui se présente, et que la diarrhée et les vomissements ne sont que secondaires.

L'examen du système nerveux ne fixera pas mieux nos idées sur une pareille question, et ne nous rendra nullement raison du siège et de la nature du mal; ouvrez en effet le crane et le canal rachidien du Cholérique, vous ne rencontrerez presque jamais aucune altération; le fluide céphalo-spinal possède ses propriétés physiques ordinaires; il est très-limpide, quelquefois rougeâtre, ce qui est dû à la partie colorante du sang qui y entre en dissolution. Ce phénomène s'observe sur-tout quand le malade succombe à une réaction tiphoïde. Deux fois j'ai trouvé du sang veineux dans les artères du cerveau; les ventricules aussi sont distendus par un peu plus de liquide que dans l'état habituel, et qui rend raison de ce mouvement congestionnel du côté du cerveau, dans la réaction tiphoïde, caractérisée, comme nous avons vu, par le trouble de l'intelligence, du mouvement et de la sensibilité. Dans les feuillets de la moëlle épinière, la somme du fluide rachidien n'est guère plus considérable que chez un homme succombé à une mort naturelle; il y en a un peu plus, quand la maladie a duré long-temps.

Le Système ganglionaire vers lequel il était si naturel de porter son attention, n'a jamais rien présenté. Une vingtaine d'autopsies faites sous mes yeux, par Monsieur Bouillaud, à la Pitié, m'ont prouvé que le ganglion semilunaire, les plexus nerveux et les ganglions de cette région, étaient dans un état d'intégrité parfaite, et l'idée

* Canal qui existe le long du dos, et formé par les vertébres.

émise par Delpech et Pinel, a été abandonnée par tous les Médecins qui ont observé le Choléra, et qui ont fait des ouvertures de cadavre.

Les poumons sont un peu angoués sur-tout à leur partie postérieure, et principalement chez ceux qui ont une longue agonie.

Les muscles sont constamment dans un état de contractilité remarquable, les tendons et notamment ceux des extenseurs, semblent vouloir sortir de leurs limites, et on ne peut pas les y faire rentrer, quelque effort que l'on fasse, ils se briseraient plutôt. Deux fois j'ai rencontré un tendon des muscles pédieux totalement brisé, j'ignore si cette rupture a été faite durant les crampes, ou si elle a été le résultat d'une flexion forcée des orteils, après la mort.

Après cet examen rapide de tous les organes et de tous les systêmes, il est facile de voir que dans le Choléra il s'est fait un ébranlement profond de toute l'économie, et qu'il n'en est pas de cette affection, comme de beaucoup d'autres, une pneumonie *, une entérite, par exemple, sur le traitement desquelles tous les Médecins sont d'accord, parce qu'ils le sont aussi sur leur siège et leur nature. Cela doit être ainsi, parce que son étude ne nous a pas encore conduit à des points de doctrine bien positifs et bien arrêtés, parce qu'enfin elle nous a montré que nous étions

* Inflammation du poumon.

èncore dans l'impossibilité de grouper tous les faits, de manière à en déduire quelques principes sur sa cause et son mode d'action, sur nos organes et sur la succession des symptômes. Ce vague et ce malaise que les Médecins éprouvaient en ne rien trouvant qui assimilât cette maladie à beaucoup d'autres, le désespoir de ne jamais rencontrer une voie ouverte qui pût les conduire à un traitement assuré dans la majorité des cas, les a portés à chercher dans les agents de la nature, une cause qui expliquât ce désordre général, cet empoisonnement de l'économie, et sur laquelle ils pussent concentrer leurs travaux. Ces Médecins, abandonnant alors la voie expérimentale, se sont lancés dans le champ des hypothèses, et il n'y a pas eu d'agent dans la nature qu'ils n'aient interrogé pour trouver l'explication de cette étrange maladie, depuis l'altération de l'air atmosphérique, de l'électricité, la lumière, le calorique, le mouvement des astres, etc., jusqu'aux animalcules cholérifères ; jusqu'à un germe morbifique qu'ils ont personnifié et fait voyager *incognito* dans tout le monde. Cette dernière idée a produit les plus funestes résultats, et malheureusement elle règne en Europe, et à la honte des Gouvernements, elle est consacrée par une loi qui prescrit les mesures les plus sévères et les plus rigoureuses.

Ces Médecins expliquent d'une manière extrêmement facile l'irruption du Choléra-Morbus dans tous les pays de la terre ; ils en font voyager le germe dans les vaisseaux, les marchandises, les nuages, les vents, etc.; ils assignent à ce germe des propriétés, et lui attribuent une vie soumise comme celle des êtres animés, à différents âges et à diverses révolutions; le personnifient, le matérialisent, comme si c'était un être avéré, un corps dont l'existence fut connue de tout le monde, et prouvée par des expériences irrécusables, et c'est pour empêcher l'arrivée de cet être subtil, qu'ont été créés les lazarets, les cordons sanitaires, les quarantaines, et que l'on a proposé même de détruire les foyers, les villes où existaient ces semences de contagion. Cette doctrine qui est repoussée par la grande majorité des Médecins, règne cependant en Europe, et produit les plus dangereuses conséquences, en mettant obstacle aux relations commerciales, et en créant de folles dépenses aux Gouvernements qui l'ont adoptée. C'est à ces Médecins qu'il appartient de leur soumettre leurs lumières, et à leur montrer ce qu'il y a d'absurde dans cette législation.

Étudions le Choléra, son irruption en Asie et dans l'Europe, sa propagation, sa manière d'être, son développement enfin, et nous conviendrons qu'il n'est pas contagieux, que nous pouvons nous approcher impunément des pauvres malades, et que sa cause n'est pas une cause particulière, et qu'elle est générale. La Cholérine seule le prouverait, s'il n'y avait pas des faits encore plus probatoires et plus évidents.

1.º La Cholérine, ai-je dit, est un fait utile à remarquer, sous ce point de vue, qu'elle frappe de formes diverses presque toute une habitation; n'avons-nous pas vu en effet que les deux-tiers de Paris au moins en subit l'influence. Voilà donc une cause générale, une cause qui attaque les masses, les animaux même, comme nous l'avons vu, qui peut régner dans tous les pays, et qui n'a pas d'habitation fixe comme la fièvre jaune; celle-ci en effet règne de préférence dans les pays très-chauds, dans les pays voisins de l'équateur.

2.º Le Choléra s'est déclaré en même temps dans tous les quartiers de Paris. Est-ce ainsi que se propage une maladie contagieuse; voyez si la gale, si la syphilis et la variole qui le sont réellement, se comportent de cette manière. N'est-ce pas par la somme des contacts qu'on explique la somme des malades.

3.º Le Choléra aurait-il resté 15 ans à venir en France, s'il se fut communiqué par le contact? non, sans doute; dans 15 à 18 mois au plus, un vaisseau fait le voyage des Indes, tous les jours il en arrive dans nos ports de l'Europe, et jamais on n'a pu prouver son existence à bord; par quelle fatalité donc s'est-il déclaré en 1830, en Angleterre et en France?

4.º Cette épidémie, si elle était contagieuse, aurait-elle sévi dans certains pays et non dans d'autres? aurait-elle fait des bonds, comme nous l'avons tant de fois remarqué? le vent du nord qui est venu de l'Angleterre, le premier jour de son invasion, peut-il expliquer un pareil phénomène ? pourquoi ne s'est-elle pas montrée dans les villes et les villages situés entre Paris et Londres ? pourquoi a-t-elle maltraité les uns et épargné les autres ? ce fait a été très-souvent remarqué, et plus d'une fois même nous avons vu des hôtels où le fléau a exercé les plus grands ravages, tandis que dans d'autres qui étaient non loin de là on n'a pas vu une seule victime. Mon collègue et ami Doussan m'a dit avoir été témoin du même fait, dans la Louisiane.

5.º Dans les maladies contagieuses, le nombre des victimes augmente tous les jours ; sa progression est sensible et uniforme ; mais dans le Choléra, ce nombre diminue sensiblement, se réduit à zéro même, comme nous l'avons remarqué à Paris, et comme cela est arrivé à Marseille, mais pour augmenter ensuite d'une manière effrayante. Quel est le Contagioniste qui m'expliquerait un si étrange phénomène ?

6.º Si le Choléra était contagieux, un grand nombre de Médecins de la capitale, beaucoup de Sœurs hospitalières, d'Élèves en médecine, etc., auraient succombé, et il serait arrivé ce que nous vîmes en 1814, à l'époque où le tiphus sévissait dans les hôpitaux, et où cette classe de la société fut la plus maltraitée, et fut victime de son zèle et de son dévouement. N'en doutons plus, nous aurions alors payé un large tribut, nous qui dans tout le temps de l'épidémie , avons toujours été en contact avec les cholériques, qui avons respiré leur odeur , leur exhalation, interrogé leurs organes, ouvert leurs entrailles , et analysé leurs produits ; cependant il n'en a pas été ainsi ; le nombre des morts a été très-limité, et il l'aurait été davantage, s'il n'eût pas existé parmi nous d'autres germes , d'autres éléments de maladie.

En résumé, nous sommes autorisés à proclamer la non-contagion du Choléra-Morbus ; aucun fait, aucune circonstance ne prouvent le contraire. Ce que je dis touchant cette épidémie, on peut le dire de la fièvre jaune et du tiphus, qui, au rapport des Médecins qui les ont observés , ne sont contagieux que quand les malades sont accumulés, entassés dans les hôpitaux ; quand le malheur , la misère , la famine et tous les maux de la guerre pèsent sur un pays ; mais ce ne sont pas des maladies qui puissent se propager d'un endroit à un autre, un moyen de germes ; ce ne sont pas les lazarets qui nous ont préservé de la peste de Marseille. Nos relations avec les pays où les conditions de salubrité n'existent pas, auraient dû nous en rendre plus souvent victimes. Aujourd'hui que nous connaissons ces conditions, nous nous en préservons d'une manière très-facile, et nous poursuivons avec les armes du ridicule, une opinion malheureusement trop féconde en résultats aussi absurdes et aussi désastreux.

TRAITEMENT PRÉSERVATIF.

Nous venons de voir en peu de mots, que nous sommes bien loin de savoir quelque chose de positif sur la manière dont se transmet le Choléra-Morbus, et que nos connaissances sur cette maladie, ne sont pas aussi utiles que celles que nous avons sur la syphilis, la gale, la variole et la fièvre jaune. Contre ces deux dernières nous pouvons trouver un moyen préservatif, assuré, en évitant le contact des malades, en nous éloignant du foyer principal de la maladie, et en nous retirant dans des pays plus élevés et mieux aérés; mais contre l'épidémie régnante, il n'en est pas tout-à-fait ainsi; cette seule précaution très-utile d'ailleurs, et que par précaution je conseillerai toujours à mes malades, ne suffit pas, il faut avoir recours à des règles hygiéniques et à des précautions générales de salubrité, qui ne seront pas stériles en résultats favorables, si vous les mettez bien en pratique. Ne croyez pas que ces règles consistent à déroger de vos habitudes, et à avoir recours à tous ces moyens préservatifs offerts à la crédulité, par le charlatanisme. Dans tous les temps et dans toutes les épidémies, nous avons vu les empiriques et trop souvent des Médecins, suggérer à leurs malades une confiance inepte dans les recettes et les moyens les plus absurdes; nous les avons vus leur conseiller de parfumer leurs maisons avec du vinaigre, de substances aromatiques, des plantes, et dans la vue de modifier les qualités de l'air ; ils les engageaient jusqu'à se créer une atmosphère autour du corps, avec des aromates, des parfums, persuadés que ces moyens diminueront ou anéantiront la cause morbifique. Aussi dans ces derniers temps il n'y a pas eu de personnes, soit en Angleterre, soit en France, qui n'eût eu sa provision de camphre et d'ammoniaque, de menthe, etc. ; beaucoup de personnes ont poussé la monomanie de ces précautions, jusqu'au ridicule ; ces personnes ne se contentaient pas seulement de garnir tous les endroits les plus favorables de leurs maisons, de faire de leur chambre à coucher, en quelque sorte, un sanctuaire de purification ; elles en chargeaient encore tous les replis de leurs habits, et disposaient de petits sachets sur toutes les parties de leur corps.

Ce qui était le plus affligeant encore, c'est que le plus grand nombre disposait du chlore et des chlorures dans les appartements, non pas comme désinfectant des lieux insalubres, mais comme préservatif du Choléra. Cette atmosphère irritante n'était pas seulement inutile (parce qu'en effet on ne doit répandre du chlore dans un appartement, que lorsqu'il y règne une mauvaise odeur ou quelque foyer de putridité ; ces causes détruites, on doit le faire disparaître) ; mais elle pouvait avoir des inconvénients, comme nous en avons été souvent témoin. En effet quel est le Médecin de la capitale, qui n'a pas vu de familles entières indisposées pour avoir respiré pendant long-temps un air chargé de vapeurs de chlore mitigée par celles du camphre, et dont l'action sur la respiration et le système nerveux est des plus marquées. Nos connaissances en chymie auroient pu nous faire mieux apprécier l'insuffisance de ces moyens, et ne leur faire ajouter que la confiance qu'ils méritaient. Toutes les personnes de l'art qui ont observé l'effet de toutes ces substances, dans tous les pays où l'épidémie régnait, ont reconnu leur inutilité. Les fumigations de chlore, à l'efficacité desquelles on a cru pendant long-temps, n'ont apporté aucun changement heureux; les fabricants eux-mêmes ont payé leur tribut, et tous nous convenons aujourd'hui qu'on ne doit les employer que pour désinfecter les maisons malsaines où il existe quelque foyer miasmatique,

Aujourd'hui que nous ne sommes plus sous l'influence de la terreur, il faut être plus sages et éviter toutes ces futiles précautions inventées par les fourbes ou les poltrons. Continuez votre manière de vivre, couchez-vous, levez-vous aux heures accoutumées, évitez seulement les fatigues extrêmes du corps et de l'esprit, que la crainte ne vous fasse pas considérer vos aliments habituels comme pouvant vous être nuisibles. Si vous aimez les salaisons, les radis, la salade, les végétaux, etc., que vous en fassiez votre nourriture ordinaire, je ne vois pas pourquoi vous vous en abstiendriez ; ces précautions seront inutiles par la raison qu'il n'en est jamais résulté aucun effet nuisible ; une autre personne aura un estomac trop faible pour digérer ces mêmes substances, qu'elle en prenne d'autres plus conformes à son organisation. Ne contrarions pas nos habitudes, elles sont une seconde nature, comme l'a dit un auteur ; vous aimez la bonne chère, vous aimez le bon vin, vous en faites votre calcul, continuez, mais évitez les excès. Que la modération et la sobriété toutefois régnent dans vos repas ; ne vous imposez aucune abstinence, aucune privation forcée, proscrivez tout ce que vous savez vous être nuisible, tout ce qui peut déterminer en vous, le plus léger dégré de débilité, et je vous conseille de ne vous mettre pas trop en rapport avec le sexe. Rassurez-vous sur-tout, soyez philosophes, et persuadez-vous que le mal est plus terrible quand on l'attend que lorsqu'il existe, qu'il n'est pas tel que vous le pensez, et qu'il n'attaque pas tout le monde ; les peureux sont les premières victimes. Que de faits ne pourrai-je pas rapporter à l'appui de ce que j'avance, que de personnes n'avons-nous pas vus dans un tremblement général, dans un désordre fonctionnel et un délire musculaire, passez-moi l'expression, et tomber comme frappés par la foudre.

Représentons-nous en effet un homme dans un accès de peur, étudions toutes ses fonctions,

nous aurons sous les yeux le tableau d'un Choléra benin, si vous voulez, et facile à guérir ;
mais qui prendra bientôt un caractère plus grave
sous l'influence épidémique. Ne croyez-pas que
tant de Parisiens soient morts du Choléra ; la
peur a eu sa part de victimes. Cette ville d'un
autre côté était dans des conditions très défavorables ; la révolution , les émeutes , les intérêts
froissés , les espérances déçues, la misère, la
faim, le rafinement de la débauche et le désespoir, étaient autant de corps qui devaient favoriser d'une manière étonnante, l'action de la
cause morbifique. Quoique nous ne soyons pas
dans des conditions pareilles, cherchons tout ce
qui entretient la paix et la santé, et tout ce
qui peut nous éloigner des conditions défavorables,
qui sont les mauvaises mœurs, l'insalubrité des
habitations, des quartiers , la peur, la misère et
tout ce qui accompagne les mœurs des individus
vicieux, pauvres et mal nourris. La classe pauvre de l'Angleterre , qui était sous l'influence de
toutes ces causes, a payé un large tribut, et
la classe riche n'a nullement souffert. Pourquoi
n'en a-t-il pas été de même à Paris ? pourquoi
l'une et l'autre a été si maltraitée ? je l'ignore.
Mais ne pourrions-nous pas trouver la cause de
cette différence dans le libertinage et la débauche des gens riches de la capitale , dont le corps
chez la plupart est usé et miné par les plaisirs

de toute espèce, ou parce que beaucoup sont dans le désœuvrement et persécutés par l'ennui.

Je ne m'arrêterai pas à ces lieux communs, à ces idées généralement connues, touchant la propreté des habitations ; je dirai seulement que vos appartements doivent être bien aérés, bien secs, sans mauvaise odeur, dans une température douce, et en rapport inverse avec l'état de l'atmosphère ; ne répandez des chlorures que lorsqu'il existe des odeurs désagréables et quelque foyer d'infection ; ces causes anéanties, faites disparaître ces produits désinfectants qui détermineraient de très-mauvais effets, si vous en respirez l'odeur.

Pour ce qui regarde vos habillements, il faut vous régler selon les saisons ; mais dans aucun cas il ne faut pas vous vêtir trop légèrement. Tenez de la flanelle sur votre corps ; en entretenant une légère irritation sur la peau, elle maintiendra l'équilibre entre le mouvement centrifuge et contripète des liquides, qui tend toujours à se détruire dans le Choléra. A votre lever et à votre coucher, vous vous trouverez bien aussi de vous frictionner tous les membres avec un morceau de flanelle ou de laine. Pour les aliments, comme je l'ai déjà dit, suivez vos habitudes ; si cependant les circonstances s'y opposaient, si avant ou après vos repas, le systême nerveux n'était pas dans des conditions favorables, prenez une bonne tasse de thé, une légère infusion de camomille, ou un peu de café bien chaud, selon votre goût ; vous verrez que ces liquides activant modérément votre circulation , rendront votre sang plus liquide , qui, sous l'influence épidemique , tend toujours à devenir plus épais et moins coulant. Prenez-vous garde de vous faire pratiquer de saignées, dans le but de vous préserver du Choléra, à moins toutefois qu'il ne survînt quelque accident fortuit qui vous y oblige. Cette précaution mal-entendue a été nuisible à beaucoup de personnes. Une saignée, en diminuant la masse du sang , ralentit le mouvement des liquides, et détruit la force centrifuge toujours en opposition avec la cause morbifique , et est suivie d'une faiblesse générale qui, durant l'épidémie, est l'avant-coureur du Choléra. Abstenez-vous aussi de lait pur, ou si vous en faites usage, ayez soin de le prendre bien frais, ou de le mitiger avec du café. Tous les laitages ont une tendance très-forte à s'acidifier dans l'estomac, et à provoquer chez certaines personnes des diarrhées et des vomissements.

TRAITEMENT DE LA CHOLÉRINE.

Voilà des idées générales d'hygiène que l'on peut mettre en pratique sans beaucoup de peine et de sollicitude , et qui seront fécondes en bons résultats , si vous êtes tel que vous devez être. Si cependant malgré toutes ces précautions et l'observation rigoureuse de ces principes , vous veniez à être sous l'influence épidémique ; si vous aviez en un mot du dégoût, de l'inapétence ; si la langue, la bouche étaient pâles , fades, sèches et pâteuses ;

l'estomac et le ventre embarrassés ; s'il se déclarait
en même temps des coliques , des borborygmes,
du malaise, de la lassitude et une tristesse inso-
lite, ne vous effrayez pas , soutenez vos forces par
des bons bouillons, des potages légers, des bons
consommés, et faites-leur succéder une bonne
tasse de thé ou quelque infusion aromatique, telle
que de tilleul, de camomille, de feuille d'oranger
ou un peu de bon café, selon que vous aurez
plus ou moins d'apétence pour l'une ou pour
l'autre. La bouche est-elle pâteuse, prenez quelques pastilles de menthe, mâchez quelques morceaux de rhubarbe ou de bon quinquina, que
vous tenez quelque temps dans la bouche, et que
vous avalez ensuite. Quelques personnes se trou-
veront bien des eaux gazeuses, de l'eau de Setz ou
de la limonade que l'on prépare avec deux gros
de bicarbonate de soude et un gros d'acide tar-
tarique dans un grand verre d'eau de rivière, et
que l'on édulcore ensuite avec du sucre ou du sirop
de gomme. Entretenez aussi autour de votre corps
une atmosphère douce et agreable ; tenez de la
flanelle sur le corps, et frictionnez-le avec le même
tissu matin et soir. Si vous avez des nausées et
des envies de vomir, tenez dans la bouche des
petites cuillerées d'un sorbet préparé à votre goût,
ou des morceaux de glace que vous promenez
dans le palais et que vous avalez ensuite, ou encore des morceaux de sucre trempés dans l'eau
distillée de menthe poivrée. Dans cet état de
mal-aise et d'incommodité qui ne constitue pas une

maladie, et où l'appetit existe encore, faites un bon choix d'aliments; prenez des potages préparés avec du bouillon de la veille, bien dégraissé, avec du salep, de la semoule, du riz bien cuit et de vermicel; avez-vous des dispositions pour d'autres substances plus solides, prenez des cotelettes de mouton bien cuites, de la volaille dégraissée et un biftek bien rôti, et buvez, si c'est votre habitude, quelques doigts de bon vin de Bordeaux. Combinez à ce régime animal quelques substances végétales bien préparées, telles qu'épinards, oseille, chicorée, etc., etc.; faites-leur succéder quelques bonnes compôtes. Abstenez-vous de légumes, des œufs et tout ce que vous savez devoir opérer de l'empâtement dans vos intestins. Si cependant par quelque disposition particulière, vous donnez votre préférence à ce genre d'alimentation, ne contrariez pas vos habitudes, parce que vous trahiriez alors votre naturel. Il y a des personnes qui prennent du chocolat tous les matins, elles peuvent continuer; mais si son impression sur l'estomac était désagréable, prenez alors une infusion légère de thé, de tilleul ou de quelque autre substance aromatique.

Lorsqu'il se déclare des vomissements, des hoquets avec des rapports aigres, suivis d'un gonflement abdominal, ne croyez pas que ce soit toujours là des symptômes dépendants du Choléra-Morbus; très-souvent c'est une indisposition qu'il importe de combattre, que l'on guérit presque toujours, et qui se rencontre pourtant. Il faut prendre alors plus de ménagements que dans les temps ordinaires ; il faut se rappeler si précédemment vous n'avez pas éprouvé des accidents de cette nature, et si vous ne pouvez pas les combattre par les moyens dont vous avez déjà éprouvé les bons effets ; les commémoratifs alors sont d'un très-bon secours, et empêcheront souvent le Médecin de suivre une fausse direction ; le goût, les habitudes et le naturel du malade pourront alors éclairer le traitement. Toutefois cherchez à favoriser l'assimilation des matières arrêtées dans l'estomac, par des boissons chaudes, une infusion de thé ou de tilleul ou de menthe, etc., et qui conviendront aux personnes qui répugnent aux lavages et aux boissons abondantes. Si malgré cela l'indigestion continuait avec des éructations, des hoquets, des gonflements douloureux à l'estomac, cherchez à débarasser ce viscère, en excitant le vomissement, soit en titillant la luette et le fond du gosier avec la barbe d'une plume, ou en donnant des verres répétés d'eau tiède. Si ces moyens étaient insuffisants, on donnerait 15 à 20 grains d'epecacuanha, dans une tasse d'eau tiède. Après les vomissements on applique un cataplasme émollient sur le ventre, on donne quelque légère infusion, et on excite une douce transpiration avec des boules d'eau chaude ou des briques chaudes placées tout le long du corps. Si le malade n'a pas soif, laissez-le reposer, et quelque temps après donnez une bonne tasse de bouillon bien chaud et bien dégraissé.

Si les vomissements sont accompagnés de diarrhées, s'ils surviennent long-temps après le repas, et si enfin les matières rendues ont les qualités indiquées plus haut, vous avez affaire avec la Cholérine, redoublez alors de zèle, et ne pensez à votre mal, que pour exécuter ou faire exécuter les précautions propres à la combattre. Le premier soin doit être de placer le malade dans un lit bien chaud, de ne négliger rien pour exciter une douce transpiration. Vous placerez sur le ventre un cataplasme de farine de graine de lin, arrosé avec le laudanum ; vous donnerez à l'intérieur quelques gorgées d'une légère infusion de fleurs de mauve ou de guimauve, édulcorée avec du sirop de gomme ; et on la continuera tant qu'elle plaira au malade ; si elle détermine des nausées, essayez l'eau distillée de menthe poivrée ou une infusion de la même plante, dont on donnera quelques cuillerées avec du sucre ; les sorbets et les glaces produisent aussi de merveilleux effets. Donnez de temps en temps quelques tranches d'orange bien sucrées, quelques cuillerées d'une potion préparée avec parties égales de sirop de gomme, d'eau de menthe et d'eau de fleurs d'oranger, et dans laquelle on mettra une vingtaine de gouttes d'éther, pour cinq à six onces de liquide ; on tiendra le tout dans un flacon bien bouché ; au lieu d'éther on pourra y mettre une vingtaine de gouttes de laudanum.

Une fois l'indication saisie , chaque Médecin trouvera dans l'arsenal pharmaceutique , de quoi varier ses prescriptions. Pour les personnes du monde , il ne faut pas mettre dans leurs mains, beaucoup de drogues ; ce serait le cas de multiplier les causes d'erreur.

Il peut arriver qu'il existe chez votre malade, un embarras gastrite qui exige un léger purgatif, avant d'avoir recours à ce moyen ; cet embarras est marqué par l'empâtement du ventre et l'état limoneux de la langue : une once ou une once et demie de sulfate de soude , suivant l'âge , dans un bouillon de veau aux herbes , et donné par verre, de distance en distance, remplira très-bien l'indication. Si l'abdomen venait à être douloureux avant l'arrivée de la période algide , appliquez-y 15 à 20 sangsues , et faites-les bien couler au moyen des ventouses ou des cataplasmes bien chauds et laudanisés. Si la période ou la forme algide existait, ce moyen deviendrait inutile par la raison que le sang ne peut plus circuler.

Quand on a arrêté les vomissements , la diarrhée s'arrête aussi , et ce résultat s'obtient encore en donnant des boissons émollientes avec de la mauve, la bourrache ou la guimauve , et en la mêlant avec de l'huile d'olive , à la dose d'une once à deux onces pour une livre de tisane ; à Marseille, on prétend en avoir obtenu de très-bons effets. Cependant cette diarrhée peut précéder les vomissements , se trouver isolée , et persister toute seule après leur disparition ; les tisanes d'eau de riz alors édulcorées avec le sirop de coing, et des lavements préparés avec un peu d'amidon, ou une once de rathania, ou un gros à deux gros de son extrait dans une somme de liquide suffisante, les arrêtent parfaitement ; le quinquina produit aussi de bons effets ; 15 à 20 sangsues placées autour du fondement, et dont on laisse bien couler les piqûres, arrêtent non seulement la diarrhée, mais elles produisent encore un bien-être général. S'il existe des crampes, frottez bien la partie douloureuse, avec l'alcool camphré, et partout où il s'en déclarera.

Il sera nécessaire que deux personnes au moins, bien entendues, soient toujours autour du malade, occupées, soit à donner des tisanes, soit à frictionner les parties douloureuses, ou à les réchauffer. Enfin vous combinerez ces moyens, de manière à ce qu'il n'y ait pas confusion, et vous prendrez principalement en considération les goûts du malade ; vous changerez les tisanes, modifierez leur température, selon leur volonté qui n'est alors que l'expression de la nature. Souvent une légère moiteur survient et fait disparaître ces divers symptômes qui sont suivis d'une réaction bienfaisante et d'une convalescence qui exigera de plus ou moins grands ménagements, suivant l'intensité et la durée du mal. Si cette réaction, toujours d'un bon augure, ne couronne pas votre traitement, vous verrez survenir le Choléra-Bleu, le Choléra-Algide, dont nous avons vu les symptômes, et dont voici le traitement.

TRAITEMENT DU CHOLÉRA-BLEU,

ADYNAMIQUE ET INTERMITTENT.

Ce n'est que l'instinct et la raison qui nous dirigent dans ce traitement; les principes théoriques, les causes présumées et les idées préconçues tombent d'elles-mêmes devant l'expérience et le bon sens. Vous avez un cholérique d'une nuance plus ou moins foncée; ses membres sont glacés, il a froid, il grelotte, sa circulation est suspendue, il vomit et il à la diarrhée; que ferez-vous donc? ne chercherez-vous pas à réchauffer ses membres glacés et engourdis, et à frictionner les parties où les crampes se déclarent? n'est-ce pas là un mouvement instinctif et qui vous réussit souvent? ne vous vient-il pas dans l'idée de donner quelques liqueurs chaudes et réchauffantes, d'opérer une réaction heureuse, et d'imiter en cela les efforts de la nature? tous les Médecins, en dépit de leurs opinions et de leurs systêmes, ont été obligés de céder à la nécessité, et entraînés comme par un véritable instinct, ils ont basé leur traitement sur ces idées, qui n'ont que très-peu varié, touchant leur application. Voici quel a été le traitement le plus généralement suivi et le plus fécond en heureux résultats; il consiste :

1.º A faire coucher le malade dans un lit bien chaud, et dans un appartement d'une température constante de 18 à 20 dégrés.

2.º A placer tont le long du corps et des

membres, des sachets remplis de sable chaud,
et renouvelés dès qu'ils se refroidissent, ou bien
des boules d'eau chaude, ou des briques à la
même température.

3.° A frictionner tous les membres, et notamment les parties ou existent des crampes, avec
un liquide préparé, avec parties égales d'huile
de thérébentine, d'alcool camphré et d'ammoniaque, et répetées jusqu'à réaction parfaite.

4.° A faire boire toutes les heures ou toutes
les demi-heures, et le plus souvent possible,
une tasse d'une boisson bien chaude ou à la glace, et préparée avec des substances excitantes,
telles que l'arnica-montana, la mélisse, la menthe, la camomille, etc., avec addition de quelques gouttes d'ammoniaque ou mieux des bonnes
cuillerées d'un punch fait avec une livre d'infusion
de thé, quatre onces d'alcool à 30 dégrés, quatre onces de sirop de citron, et demi gros de
teinture de canelle, le vin chaud sucré, et avec
la canelle, produit aussi l'effet désiré.

5.° A donner toutes les heures jusqu'à ce que
la diarrhée soit disparue, des lavements préparés, en faisant bouillir une tête de pavot privée
de ses graines, dans un verre et demi d'eau,
avec addition de deux à trois grains de camphre, ou de 6 à 8 gouttes de sousacétate de plomb
ou bien une vingtaine de gouttes de laudanum.

6.° Si ces moyens ne suffisaient pas pour faire
cesser les vomissements et la diarrhée, ce qui
n'arrive presque jamais, et si la circulation ne

se rétablit pas, on appliquera sur l'abdomen un large vésicatoire, et après l'enlèvement de l'épiderme, vous soupoudrerez la plaie avec quelques grains d'acétate de morphine, et vous appliquerez des sinapismes sur la surface des jambes.

A l'aide de ces moyens, il sera toujours facile de rétablir la circulation, et de rappeler la chaleur sur toute la périphérie du corps, et on réussira toutes les fois que l'on s'y prendra de bonne heure, et lorsque la période algide ne se sera pas déclarée d'une manière subite, et n'aura pas un caractère trop malin. Beaucoup de malades en effet ont succombé avant que l'on ait eu le temps de rappeler la chaleur, et souvent ils arrivaient à l'hôpital à demi morts et agonisants, dans leurs brancards.

Il est inutile dans cette période, de saigner où d'appliquer des sangsues ou des ventouses ; le sang est stagnant dans les vaisseaux ; il ne circule plus, et vous n'en verriez pas sortir une goutte de sang. Dans ces cas qui se terminent souvent par la mort, les lavements ne sont plus absorbés, soit qu'on les donne par la bouche, l'anus ou par les injections dans les veines.

Les plus fortes doses qui, dans l'état normal, déterminent un empoisonnement, ne produisent presque rien dans ces cas ; ce qui prouve que les systêmes nerveux et absorbants, sont dans des conditions différentes, dans des conditions qui le rendent insensible à tout effet médicateur.

Si vous venez à obtenir une bonne réaction,

le traitement est facile ; on n'a alors qu'un accès
fébrile à combattre, quelques boissons délayantes
chaudes ou froides, suivant le goût du malade ,
et quelques antispasmodiques tels que des infu-
sions de feuilles d'oranger , de l'eau sucrée avec
quelques gouttes d'éther, etc. , s'il y a des accidents nerveux , suffisent en pareil cas ; n'arrêtez
pas cette réaction , entretenez-la au contraire , et
concevez les plus grandes espérances, si elle persiste long-temps , un jour au moins. Si elle ne
dure qu'une heure ou une demie tout au plus ,
elle est imcomplète , le Choléra algide se déclare de nouveau , et on est à recommencer
avec plus de difficulté. Quand la réaction est
modérée, ne saignez pas, n'ayez recours à ce
moyen que quand elle est forte, que lorsque le
pouls est plein, rapide, et qu'il y a une congestion
cérébrale; la qualité du sang vous fixera aussi
sur le pronostic et le traitement. Dans la réaction incomplète, il s'établit des alternatives de
chaleur, de sueur et de froid ; sans cesse il y
a une lutte entre l'énergie vitale et la cause morbifique ; tantôt tout le corps du malade est sec ,
tantôt il est couvert d'une sueur visqueuse , quelquefois le pouls semble disparaître , mais pour
revenir ensuite avec plus de force et d'énergie;
le sang alors est toujours noir; c'est pour rétablir les qualités de ce liquide, que l'on a employé alors l'eau oxigénée, que l'on a fait respirer
l'oxigène et le gazazote à l'état pur. Ces moyens
ont été moins efficaces que ceux que nous avons

indiqués. Si cette réation n'est pas suivie de la convalescence, il se déclare des symptômes typhoïdes caractérisés par une prostretion extrême des forces, suivie d'un trouble dans les idées, et d'une irrégularité extrême des fonctions de la circulation et de la respiration, et par une attitude délirante ; le sang persiste alors dans sa couleur, les malades succombent presque tous, on n'en sauve qu'un petit nombre. Dans des pareilles circonstances on a recours aux sangsues derrière les oreilles, à des vésicatoires derrière la nuque, et des sinapismes aux jambes, aux lavements révulsifs, et aux frictions camphrées, ou avec les solutions alcooliques de noix vomique ou de la strichnine. Quand la réaction prend un bon caractère, on doit la favoriser, suivre le mouvement de la nature, et amener le malade vers une bonne convalescence.

Le Choléra-Adinamique et la période du même nom, très-graves en apparence, ne le sont pas autant en réalité. Le malade est dans un état de prostration de forces, et dans un decubitus remarquables ; le sang cependant à repris ses qualités normales. Les toniques tels que les vins de quinquina, la sulfate de kinine, les décoctions de lichen et les tisanes des meilleurs toniques connus, sont indiqués et produisent de bons effet, quand on les ladministre sagement ; les évacuants, la saignée et tout le cortège des débilitants, pourraient avoir les effets les plus funestes.

Si le Choléra a un caractère intermittent, comme on en a vu des exemples, donnez quelques heures avant l'accès, le sulfate de kinine à haute dose, par la bouche et en lavement.

S'il existe des douleurs épigastriques et des crampes abdominales, ayez recours aux sangsues, s'il n'y a pas cadavérisation, et aux cataplasmes laudanisés, ou bien appliquez un large vésicatoire sur l'abdomen, et couvrez la plaie avec l'acétate de morphine. Un fer chauffé dans l'eau bouillante, et appliqué sur cette région, après y avoir placé un linge fin, produit aussi un bon effet. Les calmants et les antispasmodiques doivent être aussi donnés à haute dose à l'intérieur.

SÉRIE DE SUBSTANCES

Qu'il est utile d'avoir chez soi, pour que le Malade et le Médecin n'aient pas à souffrir, dans le traitement, d'un retard toujours trop long et toujours nuisible dans une maladie aussi prompte dans ses effets.

Menthe poivrée, Eau distillée de Menthe, Thé, Camomille, Café, Sucre, Riz, Sirop de Coing, Fleurs de Mauve et Guimauve, Tête de Pavot, Moutarde en farine, Rhubarbe, Quinquina, Glace, *de toutes ces substances une certaine quantité à volonté.* — Ammoniaque, 4 gros. — Thérébentine, 2 ou 3 onces. — Camphre, 2 ou 3 gros. — Teinture de Cantharide, 1 once. — Eau-de-Vie camphrée, 4 onces.

VILLE DE PARIS.

MAIRIE DU 11.me ARRONDISSEMENT.

Paris, le 17 Mai 1832.

A Monsieur P.-J. Gazagnaire, Élève en Médecine.

Au moment où la diminution notable des effets du Choléra, laisse entrevoir la prochaine cessation de ce fléau, c'est un besoin pour l'Administration de reconnaître au nom de la population de l'Arrondissement, les importants et généreux services dont elle vous est redevable jusqu'à ce jour.

Votre assiduité au poste médical, votre empressement à courir au premier appel, en tous lieux, en tout temps, votre dévouement au milieu des terreurs et des dangers de l'Épidémie, vous ont mérité; Monsieur, la reconnaissance de ceux qui en ont été les témoins ou les objets; c'est-à-dire la reconnaissance des malades, de leurs familles et de tous les administrés.

Recevez, Monsieur, nos témoignages, comme mettant le sceau public à la gratitude de vos concitoyens.

Nous avons l'honneur de vous offrir l'assurance de notre parfaite considération.

Les Maire et Adjoints,

Signés A-A. RENOUARD, GILLET, DÉMONTS.